Facharbeit

MRSA-Screening auf einer Dialysestation

-Querschnittsstudie zur Prävalenz im Teilstationären Patientenbereich-

Inhaltsverzeichnis

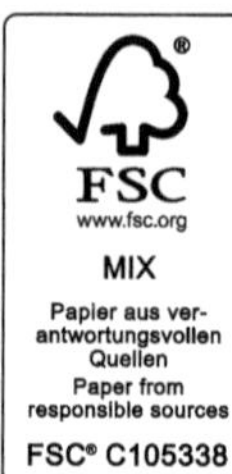

© 2022, Oliver Bahn
Herstellung und Verlag: BoD – Books on Demand,
Norderstedt
ISBN: 9783756843343

1. Einleitung

1.1 Hintergrund der Arbeit

Das Auftreten von MRSA hat in den letzten Jahren für viel Aufmerksamkeit im Gesundheitswesen gesorgt. Dies hat auch maßgebliche Auswirkungen auf die tägliche Arbeit in der Dialyse. Initiiert vom MRE-Netzwerk Rhein-Main, wurde die Prävalenz von MRSA einer Teilstationären Dialysestation erhoben. Eine aktuelle, flächendeckende Studie [1] von Mai 2008 zeigt zudem, dass die Prävalenz[a] von Dialysepatienten 11x höher ist, als im durchschnittlichen Krankenhausbetrieb. Auch die Zahlen der gemeldeten MRSA-Fälle in Dialysen steigen laut *QuaSi-Niere* [2] von Jahr zu Jahr. In Amerika, so berichtete CNN [3] (basierend auf Zahlen der amerikanischen Gesundheitsbehörde[b] CDC[4,5] von 2005) liegt die Zahl der Toten durch MRSA (ca. 18500) erstmals über denen von AIDS (17.000) und zeigt, dass es sich um ein Problem von gesellschaftlicher Tragweite handelt. In Deutschland gibt es keine konkreten Zahlen, aber die Expertenschätzung gehen von ca. 1500 MRSA bedingten Todesfälle pro Jahr [6] aus, während es bei AIDS nur 650 Todesfälle pro Jahr gibt[7]. Obwohl es im deutschen Dialysealltag statistisch gesehen eine überproportionale Häufung von MRSA-Patienten gibt, findet das kaum Beachtung in den Fachmedien. Die meisten Publikationen, Richtlinien, Empfehlungen und Arbeitsanweisungen orientieren sich am normalen Krankenhaus- bzw. allgemeinen Pflege- und Medizinbetrieb.

Jeder, der in einer Dialyseeinrichtung arbeitet und vom MRSA betroffene Patienten bestmöglich versorgen möchte, ist gezwungen, die allgemeingültigen Richtlinien und Erfordernisse an seine Gegebenheiten zu adaptieren. In der vorliegenden Arbeit soll deshalb im Rahmen einer Studie die Prävalenz Methicillin-resistenter *Staphylococcus aureus* bei ambulanten Dialysepatienten an einer Frankfurter Klinik untersucht werden. Ferner dient die Untersuchung zur Klärung des Beitrags den das Screening zur Reduktion der MRSA Fallzahlen leistet.

[a] Die Prävalenz ist eine Kennzahl der Gesundheits- und Krankheitslehre und sagt aus, wie viele Menschen einer bestimmten Gruppe (definierter Größe – üblicherweise 10.000 oder eine Million) – an einer bestimmten Krankheit erkrankt sind.
[b] Die amerikanische Gesundheitsbehörde CDC (Centers for Disease Control and Prävention) ist eine dem deutschem (RKI) Robert Koch Institut vergleichbare Einrichtung.

1.1.1 MRSA und Dialyse

Berichte über die Zunahme von Grampositiven Bakterien an nosokomialen Infektionen, sowie deren zunehmende Antibiotika-Resistenz sind Grund zur Besorgnis. Multiresistente Erreger, gegen die kaum noch ein Antibiotikum wirksam ist, scheinen auf dem Vormarsch zu sein. Von besonderen klinischen und therapeutischen Interesse ist dabei vor allem die Methicillin- bzw. Mehrfachresistenz bei *Staphylococcus aureus*. Vor allem die Population der Dialysepatienten vereint eine Vielzahl von Risikofaktoren, so dass hier ein besonders hohes Vorkommen von resistenten Keimen zu erwarten ist.

1.1.2 MRSA Risikogruppen in der Dialyse

Wie in der Einleitung erwähnt, kam eine flächendeckende Studie [1] zu dem Ergebnis, dass Dialysepatienten in der Prävalenz 11x häufiger MRSA-Träger sind, als der Durchschnitt anderer medizinischer und pflegerischer Einrichtungen. Unter dem statistischen Begriff *Prävalenz* versteht man, vereinfacht die Krankheitshäufigkeit in einer Population. Die auf dem ersten Blick recht hoch erscheinende Häufigkeit erklärt sich recht schnell, wenn man sich die Patientengruppen betrachtet, die ebenfalls als häufige MRSA-Träger gelten.

Die nachfolgende Tabelle zeigt bekannte MRSA-Risikogruppen:

- Künstliche Niere (Dialyse)
- Diabetes mellitus
- Hohes Alter
- Geringe Mobilität, Bettlägerigkeit
- Mehrere chronische Krankheiten
- Häufige Krankenhausaufhalte
- Hautkrankheiten
- Offene Wunden
- Blasenkatheter
- Ernährungssonden
- Venenkatheter
- Trachealkanülen

Viele dieser Risiken treffen auf Dialysepatienten zu und erklären somit das hohe MRSA- Aufkommen in den Dialyseeinrichtungen. Was für uns im täglichen Umgang mit unseren Dialysepatienten normal (geworden) ist, stellt sachlich betrachtet eine Herausforderung dar, der wir uns stellen sollten. Es gibt kaum medizinische Bereiche in Deutschland mit einer höheren MRSA Quote unter den Patienten als in den Dialysen. Dass dies nicht so sein muss, zeigen uns die positiven Beispiele aus anderen Ländern (z. B. Niederlande, oder skandinavische Länder).

In den Dialysezentren können wir nur wenig gegen die Zusammensetzung unserer Patientenklientel tun. Von der Dialyse sind klassischerweise meist ältere, abwehrgeschwächte und oftmals an Diabetes erkrankte Patienten betroffen. Hinzu kommen Patienten mit einer Krankenhausodyssee, aus Pflegeheimen oder unzureichender häuslicher Pflege. Viele Hausärzte und Pflegende scheuen den Aufwand und die Kosten. Bei den Verantwortlichen selbst herrscht oftmals nur Resignation und fehlende Compliance. Gern wird dann nach der Devise verfahren: „was ich nicht weiß…", oder „dagegen sind wir machtlos". Zudem gibt es Krankheitsbilder, bei denen der MRSA als nicht therapierbar gilt, z.B. bei diabetischen Ulcera im häuslichen Bereich. In einem Merkblatt[c] für Ärzte empfiehlt das RKI[d,8] in solchen Fällen nur eine fachkundige Wundbehandlung und das Abdecken der Wunde.

1.2 Staphylococcus aureus (S. aureus)

Staphylokokken gehören zur Familie der grampositiven Kugelbakterien. Es handelt sich hierbei um unbewegliche, nicht sporenbildende Bakterien, die charakteristischerweise in Traubenform beziehungsweise in kurzen Ketten zu drei oder vier Zellen angeordnet sind. *Staphylococcus aureus* zählt zu den Koagulase-positiven Staphylokokken, die in der Lage sind, heparinisiertes Blutplasma zum Gerinnen zu bringen[9, S.4]. Staphylokokken sind ubiquitär in der Natur verbreitet. Ca. 10-40% der Erwachsenen sind über längere Zeit Träger von *S. aureus* ohne an einer Infektion zu leiden [10,11].

[c] http://mrsa-net.org/DE/externeTexte/RKI.html
[d] Robert Koch-Institut (RKI) ist das Bundesinstitut für Infektionskrankheiten und nicht übertragbare Krankheiten, die direkt dem Bundesgesundheitsministerium untersteht.

Bei Neugeborenen beträgt die Besiedelungsrate sogar 40 - 90 %[12]. Auch für Dialysepatienten werden höhere Kolonisierungsraten von z.T. über 60% angegeben[13]. Im Neugeborenen Alter beginnt die Besiedelung auf weiten Teilen der Körperoberfläche und zieht sich später auf bestimmte Prädilektionsstellen zurück (Nasenschleimhaut, Achselhöhlen, Haaransatz, Perineum).

S. aureus ist relativ lange in der unbelebten Umgebung lebensfähig (Luft, Haut, Schuppen, Kittel). Gegen Trockenheit und Wärme ist er sehr widerstandsfähig (bis 15 min bei 80 ° C) und überlebt eingetrocknet in Blut und Eiter bis zu 15 min bei 100 ° C [14, S.219]. Neben dieser ausgeprägten Umweltresistenz vermögen sie sich, durch besondere Fähigkeit zur Adhäsion, an belebte und unbelebte Oberflächen - auch Kunststoffmaterialien - anzulagern.

Besonders gefährdet an *S. aureus*-Infektionen zu erkranken sind Patienten mit einem geschwächten zellulären Immunsystem, wie z.B. Dialysepatienten oder HIV-Patienten [15]. Chronisch dialysierte Patienten sind häufig von *S. aureus*-Infektionen betroffen [16, 17, 18]. Bakterielle Infektionen, insbesondere mit *S. aureus*, zählen bei terminal niereninsuffizienten Patienten neben den Erkrankungen des kardiovaskulären Systems zu den häufigsten Morbiditäts- und Mortalitätsursachen[19].

Staphylokokken Infektionen führen bei Patienten unter chronischer Hämodialyse häufig über Fistelinfektionen zu Abszessen und Septikämien[20,17]). Untersuchungen zeigten, dass die bereits erwähnte höhere Besiedelungsrate der Haut bzw. Schleimhäute mit *S. aureus bei* Dialysepatienten das Auftreten von *S. aureus*-Infektionen fördern kann[21,S.118]. Die chronische Besiedelung mit *S. aureus*, sowie *S. aureus*-Infektionen in der Anamnese wurden als Risikofaktoren für das Auftreten von *S. aureus* Infektionen betrachtet[21]. Staphylokokken werden als häufigste und wichtigste Erreger nosokomialer Infektionen angesehen [22]. Beispiele sind Wundinfektionen nach Operationen oder Implantationen sowie Aspirationspneumonien bei künstlicher Beatmung. Eine wichtige Infektionsquelle sind auch die transient besiedelten Hände des Personals [23,S.6]. Der hygienischen Hände- und Hautdesinfektion muss bei der Prophylaxe von Staphylokokken Infektionen große Aufmerksamkeit geschenkt werden. Die transiente nasale Besiedelung des Personals spielt hingegen keine große Rolle [24].

1.2.1 Resistenz von MRSA

Antibiotika töten oder hemmen empfindliche Bakterien in ihrem Wachstum. Viele Bakterien haben allerdings eine Antibiotika-Resistenz entwickelt. Antibiotika-Resistenz entsteht, wenn die Bakterien durch Veränderungen der Erbsubstanz (Mutation) Eigenschaften erwerben, die sie von Generation zu Generation immer unempfindlicher gegen die Wirkung der Antibiotika machen.

Diese Bakterien können sich, da sie als einzige die Antibiotikabehandlung überleben, ungehemmt vermehren und im Körper ausbreiten. Dadurch verursachen sie eine Infektion, die immer schlechter behandelbar wird. Manche Bakterien können sogar genetische Informationen untereinander austauschen. Somit kann eine Antibiotika-Resistenz zwischen verschiedenen Stämmen und Bakterienarten ausgetauscht werden. Zurzeit sind Antibiotika- Resistenzen eines der dringendsten Gesundheitsprobleme weltweit.

MRSA sind bestimmte *S. Aureus-Stämme*, die Resistent gegen Methicillin bzw. Oxacillin ist eine Marker-Resistenz. Diese Stämme sind gegen alle „Betalaktam-Antibiotika" resistent (d.h. gegen alle Penicilline, Carbapeneme und Penicillin ähnliche Wirkstoffe die als Cephalosporine bezeichnet werden [25]). Seit 1963 werden Staphylococcus-aureus-Stämme beschrieben, die eine Mutation in ihrem Penicillin-Bindungsprotein II (PBP II) aufweisen und damit gegen alle Beta-Laktam-Antibiotika (unter anderem auch gegen sogenannte Beta- Lactamase-feste AB: Methicillin, Oxacillin, Flucloxacillin u. a. sog. Staphylokokken-Antibiotika) resistent sind. Wenn sie zudem eine Resistenz gegen andere Wirkstoffklassen aufweisen, können nur wenige Präparate zur Behandlung (z. B. Glykopeptide, wie Vancomycin oder Teicoplanin oder neuere und teurere Medikamente, wie Linezolid aus der Klasse der Oxazolidinone) oder Tigecyclin aus der Klasse der Glycylcycline verwendet werden.

MRSA werden mittlerweile weltweit gefunden und werden vor allem in der Intensivmedizin zu einem immer größeren Problem. So ist die Erkrankungshäufigkeit (Inzidenz) auf Intensivstationen in den USA bereits > 50 %, in Südeuropa und Frankreich > 30 %. In Deutschland liegt die Inzidenz in Krankenhäusern bei rund 15 bis 20 %, unterliegt jedoch regional großen Schwankungen. Auch bei ca. 2,5 % aller Bewohner von Alten- und Pflegeheimen können MRSA isoliert werden.

Wie andere *S. aureus*-Stämme können auch MRSA als Besiedlungskeim auf der Nasen- und Rachenschleimhaut vorkommen, ohne dass der Patient erkrankt. So entstehen Keimreservoirs, die andere immungeschwächte Patienten anstecken können. Besonders gefährlich sind Keimbesiedlungen bei Krankenhauspersonal, da hier eine kontinuierliche

Ansteckungsgefahr für Patienten mit Immundefizienz (z. B. bei offenen Wunden, intravasalen Kathetern, Dialyse- oder Beatmungspflicht) gegeben ist [26].

1.2.2 Verbreitung von MRSA

Auffallend sind die großen Unterschiede in der Häufigkeit von MRSA zwischen Staaten ansonsten gleichen Niveaus des Gesundheitswesens [27]. Während in den skandinavischen Ländern der Anteil von MRSA unter den *S. aureus*-Stämmen gering ist und in den Niederlanden bei ca. 3 % liegt, beträgt die MRSA-Rate im benachbarten Deutschland durchschnittlich etwa 25 % [28], wobei es – vermutlich je nach Krankenhaushygiene – starke lokale Unterschiede gibt (bis über 50 %). In den südeuropäischen Ländern, den USA sowie in vielen asiatischen Ländern (Japan) liegen die Werte sogar bei 30 bis über 70 %.

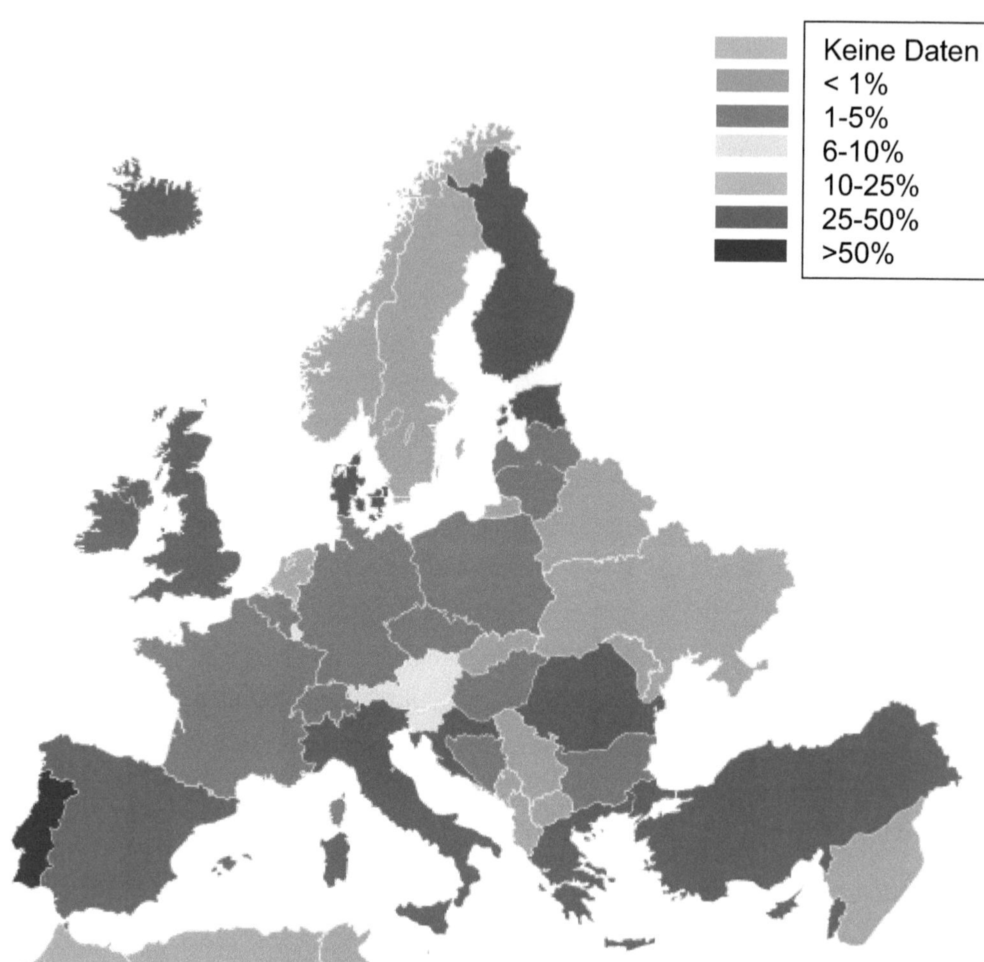

Abb. 1 MRSA Vorkommen in Europa 2008 (EARSS)

1.2.3 Infektionsweg und Risikofaktoren

Staphylococcus aureus ist ein fakultativ pathogener Erreger, d.h. der Erreger ruft nicht bei allen Menschen Infektionssymptome hervor, die Mehrzahl der Träger ist symptomlos besiedelt. Er tritt bei etwa 10-40% der Bevölkerung als ständiger Besiedler im Bereich der vorderen Nasenhöhle auf, etwa 60% sind intermittierend besiedelt. Eine Besiedlung durch MRSA ist ebenfalls möglich. Zuverlässige Zahlen zur MRSA-Prävalenz innerhalb der Gesamtbevölkerung liegen jedoch zurzeit nicht vor. Prädilektionsstellen sind vorzugsweise der vordere Nasenvorhof, Axilla, Hautfalten, Leiste. Sezernierende Eintrittstellen von PEG-Sonden, Wunden und das Perineum, seltener das Kolon, Rektum und die Vagina [29], sollten mit berücksichtigt werden.

Eine erhöhte MRSA-Trägerrate ist bei Personen festzustellen, die häufig gegenüber *S. aureus* exponiert sind wie beispielsweise im Gesundheitswesen tätige Personen. Auch Personen die an Hautschädigungen, wie zum Beispiel atopischer Dermatitis leiden, beziehungsweise bei denen regelmäßig eine Unterbrechung der Hautintegrität vorhanden ist, können eine erhöhte Trägerrate aufweisen. Darüber hinaus gehören Patienten mit großflächigen Wunden oder Tracheotomien, Dialysepatienten, Diabetiker und i.v. Drogenkonsumenten zu dem Personenkreis mit erhöhter Trägerrate [30].

Eine Infektion mit MRSA kann auf endogenen und exogenen Weg entstehen. Bei nasaler Trägerschaft des Keims kann sich der Erreger auf andere Bereiche der Haut (u.a. Hände, Axilla, Perinealregion) und Schleimhäute (z.B. Rachen) ausbreiten. Infektionen gehen häufig von intertriginösen Hautbereichen, Atemwegssekreten, Wundsekreten und bei Bakteriämien von Blut und medizinischen Geräten als Vehikel (device-Assoziation) aus [31,32].

Begünstigend für *S. aureus*-Infektionen können sich Diabetes mellitus und Dialysepflichtigkeit auswirken, da diese Patienten zu einer verminderten zellulären Abwehr neigen. Außerdem sind das Vorhandensein von Fremdkörpern (Plastikmaterialien wie Katheter oder Metall-Legierungen bei Gelenkersatz), Verletzungen der Haut, Immunsuppression oder bestimmte Infektionen (z.B. Influenza A Viren) Prädispositionsfaktoren [28]. Safdar *et al.* beschreiben in einer Metastudie die Gemeinsamkeiten der Risikofaktoren für nosokomiale Trägerschaft oder Infektion mit multiresistenten Erregern [30].

1.3 Epidemiologie des MRSA

1960 wurde in Europa erstmals MRSA festgestellt. Die Anzahl resistenter Isolate und Ausbrüche stieg ab diesem Zeitpunkt unaufhörlich. Anfang der 1970 konnte eine Abnahme von MRSA beobachtet werden, die wahrscheinlich auf die Anwendung von Antibiotika und besseren Kontrollen zurückzuführen war [31].Kurz darauf begann eine zweite Welle der Ausbreitung angefangen in Australien, Irland und USA. Seitdem ist ein weltweiter Anstieg an MRSA- Fällen zu verzeichnen. Nur die Niederlande und die skandinavischen Länder stellen hierbei eine Ausnahme dar [32].

Um die Erregersituation dokumentieren zu können, haben sich in Deutschland auf Grund der Ausbreitung von MRSA inzwischen verschiede Surveillance- Systeme mit unterschiedlichen Schwerpunkten etabliert:

- So stieg nach Angaben der Paul-Ehrlich-Gesellschaft für Chemotherapie die MRSA- Häufigkeit, bezogen auf alle *S. aureus* Infektionen in Krankenhäusern von 1998 bis 2004, von ca. 15% auf über 20% [33].
- 2000 waren nach den Daten des National Nosocomial Infections Surveillance Systems (NNI) 55,3% aller S. aureus Infektionen auf Intensivstationen durch einen multiresistenten Keim verursacht worden [34].

- Nach Daten des European Antimicrobial Surveillance System (EARSS) variiert die Prävalenz (Anteil von MRSA an allen S. aureus-Isolaten) von < 1% in Nordeuropa (Dänemark, Finnland, Island, Niederlande und Schweden) bis zu > 35% im Süden und Westen Europas (Bulgarien, Griechenland, Irland, Italien, Portugal und Großbritannien zu verzeichnen. Deutschland hatte zwischen 1999 und 2002 die größte Zunahme an MRSA Fällen in Europa zu beklagen [32].

- In einer Studie über den Ballungsraum Berlin wurden die Krankenhäuser gemäß § 23 des IfSG verpflichtet, bestimmte vom RKI festgelegte nosokomiale Infektionen zu melden. Auf diese Weise sollten Erreger mit speziellen Resistenzen ermittelt werden. Von 1998 bis 2002 fand eine dramatische Verdopplung bis Verdreifachung der gemeldeten Fälle statt. Das Ergebnis zeigte, dass MRSA den häufigsten Erreger darstellt und sich zudem stetig ausbreitet. Auffällig war sowohl die ungleiche Häufigkeitsverteilung zwischen verschiedenen Krankenhäusern als auch innerhalb der einzelnen Abteilungen [35].

- Durch das Krankenhaus-Infektions-Surveillance System (KISS) wurden in Deutschland seit 1996 Daten von Stationen und Patienten mit hohem Infektionsrisiko erfasst. Es wurden verschieden Module für besondere Risikobereiche entwickelt an denen sich Krankenhäuser freiwillig beteiligen können. Es gibt beispielsweise ein Modul für Intensivpatienten (Modul ITS-Kiss) und ein Modul für MRSA-Patienten (Modul MRSA- KISS). So konnte ermittelt werden, dass die MRSA-Häufigkeit bezogen auf alle S. aureus Isolate von 8% im Jahr 1997 auf 30% im Jahr 2003 gestiegen ist. Im Jahr 2007 beteiligten sich 196 Krankenhäuser an dem MRSA-Modul. 22029 MRSA-Fälle wurden dabei gemeldet. Die Inzidenzdichte stieg von 0,63 im Jahr 2004 auf 1,00 im Jahr 2007. Der Anteil bei der primären S. aureus Sepsis lag bei 37,8% und bei der nosokomialen Pneumonie bei 21,5% [36].
- Am Universitätsklinikum Regensburg erreichte die MRSA-Rate unter Risikopatienten bei der Aufnahme auf die Intensivstation 25% [37].

2. Patienten und Methoden

2.1 Studiendesign

Die vorliegende Studie wurde an der Klinik für Nephrologie und
Dialyse am Universitätsklinikum Frankfurt am Main unter Mithilfe
des Instituts für Krankenhaushygiene und Medizinische
Mikrobiologie (Direktor: Prof. Dr. V. Kempf) durchgeführt. Sie
wurde als Querschnittsstudie angelegt.

2.2 Patientenkollektiv und Patientenproben

Das Patientenkollektiv wurde folgend definiert: Alle
Dialysepatienten zum Zeitpunkt der Erhebung mit
Einverständnis unter Berücksichtigung des Datenschutzes
(n=46 davon waren 5 Patienten während der Erhebung
beurlaubt). In dieser Untersuchung entnahm die Dialysestation
je einen Abstrich auf Nase, Leiste, Rektalabstrich und wenn
vorhanden Wunden, von ihren Dialysepatienten. Zusätzlich
wurde ein Protokollblatt mit dem Alter des Patienten, der
Grunderkrankung, bisheriger Dauer der Dialyse,
aktuellem Dialysemodus, sowie infektiösen
Komplikationen, Antibiotika-Behandlungen der vergangenen
drei Monate ausgefüllt. Für die Entnahme der Abstriche
wurde das kommerziell erhältliche Transtube Abstrichsystem
verwendet. Neben einem sterilen Wattetupfer enthält es ein
Transportröhrchen mit modifiziertem StuartMedium.

Die Tupfer wurden zunächst mit sterilem Wasser angefeuchtet. Anschließend erfolgte die Entnahme der Abstriche in typischer Weise. Die Wattetupfer wurden in das Transportmedium gesteckt und zusammen mit dem Protokollblatt an das Institut für Medizinische Mikrobiologie und Krankenhaushygiene, gesandt.

2.3 Datenerhebung

2.3.1 Erhebung der klinischen Daten

Die Datenerhebung erfolgte aus der elektronischen Datenbank
der Klinik für Nephrologie und Dialyse, aus der allgemeinen
Datenbank des Klinikums (Orbis Datenbank) und aus den
konventionellen Patientenakten. Aus diesen Unterlagen und
Dateien wurden für jeden Kontroll-Patienten eine Liste mit
klinischen Parametern erstellt. Neben den Stammdaten und
demographischen Daten waren die wichtigsten Informationen der
aktuelle Gesundheitszustand eines jeden Patienten.

2.3.2 Erhebung der mikrobiologischen Daten

Die Zusammenarbeit mit dem Institut für Mikrobiologie und
Kranhaushygiene ermöglichte den Zugriff auf die
mikrobiologischen Daten der MRSA-Patienten.

In der mikrobiologischen Datenbank ist für jeden MRSA-
Patienten der MRSA-Status bei Aufnahme erfasst, welcher die
Möglichkeit bot die Patienten danach zu unterscheiden, ob der
MRSA-Befall bereits bestand, ob es sich um einen bisher
unbekannten MRSA-Träger handelt oder ob der Patient schon
einmal am Universitätsklinikum Frankfurt am Main als MRSA-
Patient stationär behandelt wurde.

3. Ergebnisse

3.1 Alters- und Geschlechtsverteilung

Von den 46 Patienten waren 23 (56 %) männlich und 18 (44 %) weiblich. Damit war der Anteil der Männer in der Studie ein Drittel größer wie der Anteil der weiblichen Patienten. Da 5 Patienten bei Studiendurchführung im Urlaub waren, beziehen sich die Auswertungsergebnisse hier nur auf 41 Patientendatensätze.

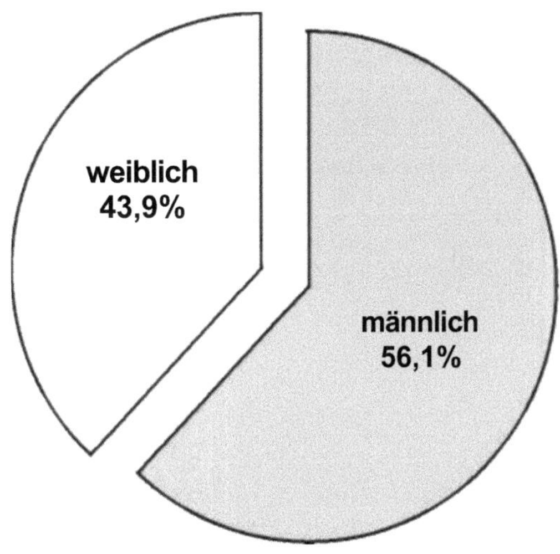

Abb. 2 Geschlechtsverteilung

Die Altersgruppen wurden wie folgt definiert:

Altersgruppe 1: 20 bis 35 Jahre

Altersgruppe 2: 35 bis 55 Jahre

Altersgruppe 3: 55 bis 70 Jahre

Altersgruppe 4: 70 Jahre und älter

Abb. 3 Altersgruppen

Geschlecht		W	m
		18/ 40%	27/ 60%
	1. 20-35	--	2/ 4,4%
Alter	2. 35-55	8/ 17,7%	15/ 33,3%
	3. 55-70	5/ 11,1%	8/ 17,7%
	4. >70	4/ 8,8%	3/ 6,6%

Abb.4 Kreuztabellen (I-V)

I. Geschlecht * Ergebnis MRSA Kreuztabelle

Anzahl

		Ergebnis MRSA		
		neg	pos	Gesamt
Geschlecht	m	22	1	23
	w	18	0	18
Gesamt		40	1	41

II. Krhs- Aufenthalt Station >3Tg. in den letzten 12 Monaten * Ergebnis MRSA Kreuztabelle

Anzahl

		Ergebnis MRSA		
		neg	pos	Gesamt
Krhs- Aufenthalt Station >3Tg.	ja	19	1	20
in den letzten 12 Monaten	nein	21	0	21
Gesamt		40	1	41

III. Antibiotikatherapie in den letzten 6 Monaten * Ergebnis MRSA Kreuztabelle

Anzahl

		Ergebnis MRSA		
		neg	pos	Gesamt
Antibiotikatherapie in den	ja	15	1	16
letzten 6 Monaten	nein	25	0	25
Gesamt		40	1	41

IV. Wunde * Ergebnis MRSA Kreuztabelle

Anzahl

		Ergebnis MRSA		Gesamt
		neg	pos	
Wunde	ja	1	1	2
	nein	39	0	39
Gesamt		40	1	41

V. Katheter * Ergebnis MRSA Kreuztabelle

Anzahl

		Ergebnis MRSA		Gesamt
		neg	Pos	
Katheter	ja	11	1	12
	nein	29	0	29
Gesamt		40	1	41

Abb.5 Kreuztabellen (VI-IX)

VI. Diabetes * Ergebnis MRSA Kreuztabelle

Anzahl

		Ergebnis MRSA		Gesamt
		neg	pos	
Diabetes	ja	7	0	7
	nein	33	1	34
Gesamt		40	1	41

VII. chron. Pflegebedürftigkeit * Ergebnis MRSA Kreuztabelle

Anzahl

		Ergebnis MRSA		Gesamt
		neg	pos	
chron. Pflegebedürftigkeit	ja	5	1	6
	nein	35	0	35
Gesamt		40	1	41

VIII. Kontakt zum ausländischen Gesundheitswesen * Ergebnis MRSA Kreuztabelle

Anzahl

		Ergebnis MRSA		Gesamt
		neg	pos	
Kontakt zum ausländischen	ja	6	0	6
Gesundheitswesen	nein	34	1	35
Gesamt		40	1	41

Anzahl

		Ergebnis MRSA		
		neg	pos	Gesamt
zu screenen nach KRINKO 2008	ja	24	1	25
	nein	16	0	16
Gesamt		40	1	41

Abb.6 Kreuztabellen (X-XI)

X. zu screenen nach MRE-Rhein-Main * Ergebnis MRSA Kreuztabelle

Anzahl

		Ergebnis MRSA		
		neg	pos	Gesamt
zu screenen nach MRE-Rhein-Main	Ja	24	1	25
	Nein	16	0	16
Gesamt		40	1	41

XI. Immunsuppression * Ergebnis MRSA Kreuztabelle

Anzahl

		Ergebnis MRSA		
		neg	pos	Gesamt
Immunsuppression	ja	2	0	2
	nein	38	1	39
Gesamt		40	1	41

Die Verteilung der Altersgruppen ist in Abb. 2 dargestellt. Der am stärksten vertretenen Altersgruppe 2 (35 bis 55 Jahre) gehörten 23 Patienten (51 %) an. Es folgte mit 13 Patienten (28,8 %) die Altersgruppe 3 (55 bis 70 Jahre). 7 Patienten (15,4 %) fielen in die Altersgruppe 4 (70 und älter) und die Altersgruppe 1 (20 bis 35 Jahre) war mit 2 Patienten (4,4 %) vertreten.

3.2 Krankheitsverlauf der Patienten –klinische Daten

Um eine umfassende Datenanalyse und Auswertung zu ermöglichen, wurde eigens für diese Studie ein Datenblatt entwickelt und erstellt (Abb. 3 und Abb. 4). Die Entwicklung erfolgte unter Windows 2003 und Excel 2003. Zu diesem Zweck wurde ein Datenblatt für die anonyme Aufnahme der Patientendaten erstellt. Folgende Punkte fanden Berücksichtigung: Geschlecht, Alter, einen Krankenhausaufenthalt von länger als 3 Tage innerhalb der vergangenen 12 Monaten, Antibiotika-Therapie in den letzten 6 Monaten, Wunde, Katheter, Diabetes, chron. Pflegebedürftigkeit, beruflichen Kontakt zur Tiermast, Aufenthalt in einer ausländischen Gesundheitseinrichtung und Immunsuppression. Die Dateneingabe erfolgte in ein hierfür entworfenes Formular, das auf einer einzigen Oberfläche die Erfassung aller erforderlichen Daten ermöglichte und die Verteilung in die zugrundeliegenden Tabellen steuerte. Die Ergebnisse wurden nach EXCEL 2003 und WORD 2003 exportiert und in Tabellen bzw. Grafiken umgesetzt.

		w	m
Geschlecht		18/ 40%	27/ 60%
Alter	20-35	--	2/ 4,4%
	35-55	8/ 17,7%	15/ 33,3%
	55-70	5/ 11,1%	8/ 17,7%
	>70	4/ 8,8%	3/ 6,6%
(> 3 Tage) letzter Krankenhausaufenthalt in den letzten 12 Monaten	ja	24/ 53,3%	
	nein	21/ 46,6%	
Antibiotika-Therapie in den letzten 6 Monaten	ja	19/ 42,2%	
	nein	26/ 57,7%	
Wunde	ja	3/ 6,6%	
	nein	42/ 93,3%	
Katheter	ja	14/ 31,1%	
	nein	31/ 68,8%	
Diabetes	ja	9/ 20%	
	nein	36/ 80%	
chron. Pflegebedürftigkeit	ja	8/ 17,7%	
	nein	37/ 82,2%	
berufl. Kontakt zur Tiermast	ja	0	
	nein	0	
Aufenthalt ausländisches Gesundheitswesen	ja	7/ 15,5%	
	nein	38/ 84,4%	
Immunsuppression	ja	3/ 6,6%	
	nein	42/ 93,3%	

Abb.8 Tabelle –Screening-

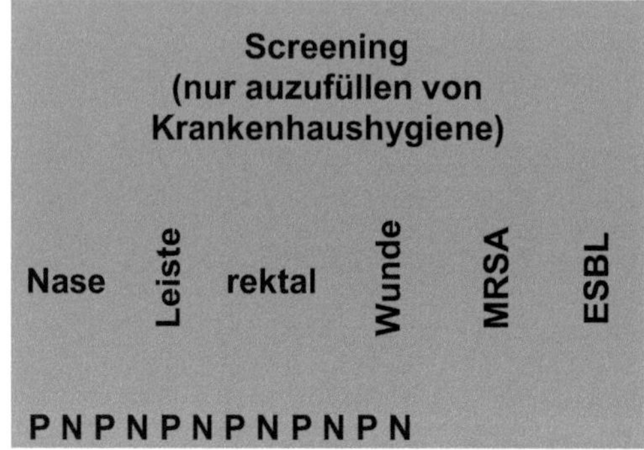

P= positiv N= negativ

3.3 Mikrobiologische Auswertung

Phänotypische Untersuchungen

Zur phänotypischen Untersuchung wurden die fünf

folgenden Testverfahren eingesetzt:

Agardiffusionstest

Beim Agardiffusionstest mit Oxacillin wird auf ein Oxacillin-

haltiges Medium eine standardisierte Menge an *S. aureus* (eine

Öse mit ca. 1.000 bis 10.000 Kolonie-bildenden Einheiten)

gegeben. Die Agarplatten werden über 24 Stunden bebrütet.

Nach 24 Stunden wird die Agarplatte auf die Anwesenheit von

S. aureus-Kolonien hin untersucht. Auf Grund einer bestehenden

33

Resistenz würden sich beim Vorliegen von MRSA entsprechende Kolonien bilden. Weitere Medien, die zum Einsatz kamen, waren Mannitol, das mit seinem hohen Kochsalzgehalt selektiv für *S. aureus* ist, sowie der für MRSA selektive ORSAB-Agar, bei dem ein Farbumschlag das Vorliegen von MRSA anzeigt. Siehe hierzu Abbildung 9.

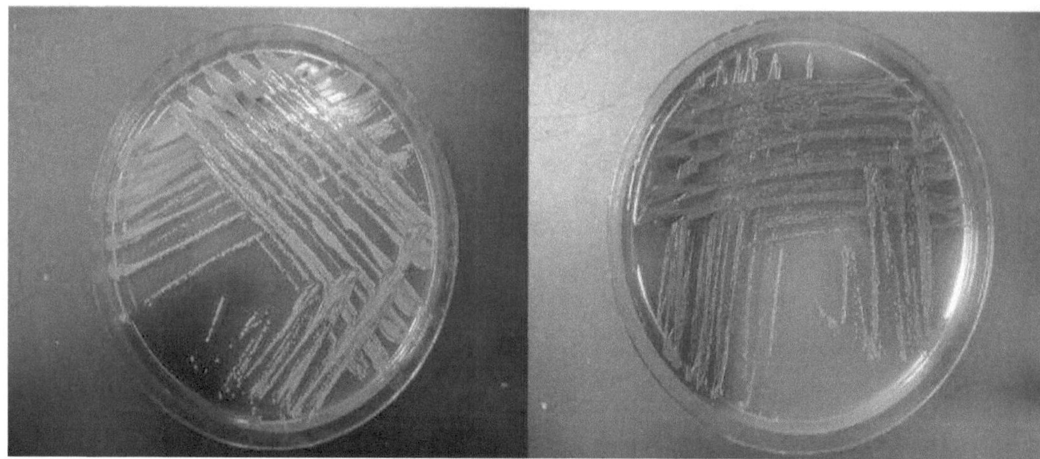

**Abb. 9: links: Mannitplatte mit Wachstum von S. aureus /
rechts: ORSAB mit MRSA- Wachstum und charakteristisch
blauem Farbumschlag**

Slidex Staph-Kit©

Slidex ist ein kombinierter Latex- und Erythrozyten-Agglutinationstest. Grundlage ist, dass der Koagulase-positive *S. aureus* in der Lage ist, mit seiner extrazellulären Koagulase Kaninchenplasma zu koagulieren. Er dient dem Nachweis der *S. aureus* identifizierenden Antigene Protein A und Clumpingfaktor. Die mit Fibrinogen sensibilisierten Erythrozyten agglutinieren in Anwesenheit des Clumpingfaktors. Latexpartikel, die mit monoklonalen Antikörpern gegen Antigenproteine von *S. aureus*-Stämmen sensibilisiert, agglutinieren, wenn an der Oberfläche dieser *S. aureus*-Stämme Protein A oder andere Immunogene vorhanden sind.

Staphaurex Plus d. Fa. Murex©

Auch bei diesem Test werden der Clumpingfaktor, Protein A und andere spezifische Oberflächenantigene von *S. aureus* nachgewiesen. Latexpartikel sind hier mit Fibrinogen und spezifischem Kaninchen-IgG beschichtet. Daher kommt es bei Kontakt mit *S. aureus*- Organismen zu einer Interaktion zwischen dem Fibrinogen und Clumpingfaktor, dem Fc-Bindungsanteil des IgGs und Protein A oder spezifischem IgG und Oberflächenantigenen zu einer innerhalb von max. 30 Sekunden stattfindenden Agglutination.

Koagulase-Nachweis

Dieser Test wird mit gefriergetrocknetem Kaninchenplasma durchgeführt. Er dient dem Nachweis der für pathogene grampositive Staphylokokken typischen Koagulase. Hierbei werden Kaninchenplasma und fragliche Staphylokokken-Kulturen in einem Hämolyseröhrchen vermischt, was im Falle eines vorliegenden *S. aureus* nach spätestens 24 h zu einer Koagulation an der Röhrchenwand führen sollte.

Penicillinbindeprotein-Latexagglutinationstest   (=   MRSA-Screen)

Bei diesem Test wird nicht das Gen selbst, sondern ein Genprodukt des MRSA, das Penicillinbindeprotein 2a, nachgewiesen. Verwendet werden zu diesem Zweck Latexpartikel, die mit einem monoklonalen Antikörper gegen PBP 2a sensibilisiert wurden. Liegt tatsächlich ein Methicillin-resistenter *S. aureus* vor, kommt es auf Grund der Antikörperreaktion zu einer sichtbaren Agglutination.

Genotypischer Nachweis

Im Rahmen der molekularbiologischen Untersuchung wurden mittels PCR (Polymerase Chain Reaction) die Nachweise des Genes *mecA*, dem Goldstandard zum Nachweis eines MRSA-Isolates, sowie der Gene *FemB* und *Fibrec* erbracht. In dieser Multiplex-PCR wurden alle neuen MRSA-Isolate zur molekularbiologischen Bestätigung auf die genannten Gene hin untersucht.

3.4 Ergebnisse des Screenings

<u>Definition von Prävalenz:</u>

Als Prävalenz bezeichnet man die Häufigkeit einer Krankheit oder eines Symptoms in einer Bevölkerung zu einem bestimmten Zeitpunkt.

<u>Berechnung der Prävalenz:</u>

Die Prävalenz ermittelt sich aus dem Quotienten aus der Anzahl der betroffenen Individuen in einer Population und der Anzahl aller Individuen dieser Population:

- $P = M_{betroffen}/M_{gesamt}$ (P = Prävalenz, M = Menge)
- $P = 1 / 41$
- $P = 0{,}02439 \times 100 = 2{,}44\ \%$ der Studienpopulation sind MRSA positiv.

Durchschnitt des Alters: 56,33 Jahre

S. aureus wurde bei 1 von 41 gescreenten Patienten (18 weibl. /23 männl., Durchschnittsalter 56,33 Jahre) nachgewiesen. Die Abstriche wurden an Nase, Leiste (eine Seite) und tief rektal bei 41 Patienten durchgeführt. Bei den Abstrichuntersuchungen testet man nur auf MRSA.

4. Diskussion

Die Kernfrage ist, ob es zukünftig besser gelingen wird, die Ausbreitung bakterieller Resistenzen wirksam zu kontrollieren. Hier sind die positiven Erfahrungen bei MRSA in den Niederlanden und den skandinavischen Ländern motivierend, und gerade Deutschland sollte durch eine national koordinierte und international abgestimmte Initiative wieder Anschluss gewinnen. Sequenzbasierte, zeitsparende Verfahren wie die spa- Typisierung bei MRSA können zukünftig ein differenzierteres Vorgehen zur Eindämmung der MRSA-Verbreitung unterstützen. Entscheidend ist aber die Verbesserung bei der Compliance in Bezug auf wirksame (Standard-) Hygienemaßnahmen und eine Optimierung der antimikrobiellen Therapie, vor allem die Reduktion des überflüssigen Einsatzes von Antibiotika.

4.1 Schlussfolgerung

Die bei den Dialysepatienten in Deutschland gefundene Anzahl von MRSA Stämmen ist erfreulicherweise sehr gering. Nachdem keine verminderte Empfindlichkeit gegenüber Vancomycin nachgewiesen wurde, ist diese Substanz nach wie vor Mittel der Wahl bei MRSA-Infektionen. Obwohl die untersuchte Prävalenz bei Dialysepatienten aus dem Rhein- Main Gebiet weitaus günstiger ausgefallen ist, als erwartet (Prävalenz von 2,44%), sollte man Maßnahmen ergreifen, die eine ähnlich große Verbreitung wie in den USA oder im südeuropäischen Raum verhindern. Hierzu ist es notwendig, die Verhaltensmaßnahmen zur Eindämmung von MRSA einzuhalten [38, 39]. Im Vordergrund stehen bei MRSA, die Isolierung infizierter Patienten, eine wirksame Händedesinfektion und der restriktive Einsatz von Antibiotika, allen voran der des Vancomycins.

Es ist empfehlenswert eine regelmäßige Surveillance über das Vorkommen und das Resistenzverhalten von Problemkeimen durchzuführen. Nur so kann man Veränderungen und Problembereiche schnell erkennen und darauf reagieren. Somit ist ein systematisches Screening sinnvoll.

Limitierungen

Eine der bedeutendsten Limitierungen liegt in den unterschiedlichen Datenerhebungsmethoden, da die Daten der Screening-gruppe retrospektiv erhoben wurden. Es bleibt zu bedenken, dass die Prävalenz und Inzidenz von MRSA nicht nur in anderen Ländern und Regionen unterschiedlich ausfallen kann, sondern sogar in den verschiedenen Abteilungen eines Krankenhauses. Daher ist es schwerlich möglich, eine vergleichbare Einrichtung zur prospektiven Datenerhebung zu finden.

5. Literaturverzeichnis

1. MRSA-Prävalenz in medizinischen und pflegerischen Einrichtungen eines Landkreises Autoren R. Woltering, G. Hoffmann I. Daniels-Haardt, P. Gastmeier, I. F. Chaberny DOI 10.1055/s-2008-1075683 Dtsch. Med Wochenschrift 2008; 133:999-1003 Georg Thieme Verlag. --- Anmerkung: Diese Originalarbeit wurde vielfach zitiert. So z. B. im Kölner Stadtanzeiger vom 23.05.08 in der Rubrik „Gesundheit" oder in „Dialyse-online" mit der Überschrift / Link „Krankenhauskeime besonders häufig bei Dialyse-Patienten". In den zitierenden Medien wurden die Fakten mit einfachen Worten und zusammengefasst wiedergegeben.

2. Nierenersatztherapie in Deutschland Bericht über Dialysebehandlung und Nierentransplantation in Deutschland 2005I2006 Jahresvergleiche 1995 – 2005 S. 22

3. CNN-Beitrag vom 16.10.2007 noch verfügbar bei http://de.youtube.com/watch?v=E7EikdbfAvA

4. www.cdc.gov/nchs/ppt/icd9/Gorwitz_MRSAICD9Proposal2008 .ppt

5. www.ens-newswire.com/ens/oct2007/2007-10-19-01.asp

6. http://www.focus.de/gesundheit/gesundleben/vorsorge/risiko/ti d90_19/mrsa_aid_262385.html

7. http://www.rki.de/cln_048/nn_264978/DE/Content/Infekt/Epi
dBull/Archiv/2007/47   07,templa
teId=raw,property=publicationFile.pdf/47_07.pdf

8. http://www.rki.de/cln_049/nn_196658/DE/Content/Infekt/Epid
Bull/Merkblaetter/Ratgeber_ M bl Staphylokokken.html ---
Staphylokokken-Erkrankungen, insbesondere Infektionen durch
MRSA RKI-Ratgeber Infektionskrankheiten –Merkblätter für
Ärzte vom 09.02.2007

9. Voss, A.: Staphylokokken - Eine Keimgattung kehrt zurück.
Physis Spezial 60 (1991), 1-60.

10.Noble, W.C., Valkenburg, H.A., Wolters, C.H.L.: Carriage of
Staphylococcus aureus in random samples of a normal population.
J. Hyg. 65 (1967), 567-573.

11.Williams, R.E.O.: Healthy carriage of *Staphylococcus aureus*: its
prevalence and importance. Bacteriol. Rev. 27 (1963), 56-71.

12.Panknin, H.T., Heuck, D., Witte, W.: Methicillin-resistente
Staphylococcus aureus (MRSA) im Krankenhaus - Maßnahmen
zur Infektionsverhütung. Krh. Hyg. Inf. Verh. 16 (1994), 66-71.

13.Kirmani, N., Tuazon, C.U., Murray, H.W., Parrish, A.E.,
Sheagren, J.N.: *Staphylococcus aureus* carriage rate of
patients receiving long-term hemodialysis. Arch. Intern. Med. 138
(1978), 1657-1659.

14. Reissbrodt, R.: Lebensbedingungen der Staphylokokken. In: „Staphylokokken und Staphylokokken-Erkrankungen", Meyer, W. (Hrsg.), Gustav Fischer, Jena 1984, 213- 230.

15. Raviglione, M.C., Mariuz, P., Pablos-Mendez, A., Battan, R., Ottuso, P., Taranta, A.: High *Staphylococcus aureus* nasal carriage in patients with aquired immunodeficiency syndrome or AIDS-related complex. Am. J. Infect. Control 18 (1990), 64-69.

16. Davies, S.J., Ogg, C.S., Cameron, J.S., Poston, S., Noble, W.C.: *Staphylococcus aureus* nasal carriage, exite site infection and catheter loss in patients treated with continuous ambulatory peritoneal dialysis (CAPD). Perit. Dial. Int. 9 (1989), 61-64.

17. Ohngke, H., Magnussen, H., Beckert, J.: *Staphylococcus aureus* in der Dialysestation. Dtsch. Med. Wochenschr. 110 (1985), 867-869.

18. Srugies, S., Rosenthal, E., Graben, N.: Häufigkeitszunahme von *Staphylococcus- aureus-* und *Staphylococus-epidermidis-*Septikämien bei chronischen Dialysepatienten. Med. Klin. 81 (1986), 702-707.

19. Bradley, J.R., Evans, D.B., Calne, R.Y.: Long-term survival in haemodialysis patients. Lancet 1 (1987), 295-296.

20. Berman, D.S., Schäfler, S., Simberkoff, M.S., Rahal, J.J.: *Staphylococcus aureus* colonization in intravenous drug abusers, dialysis patients and diabetics. J. Infect. Dis. 155 (1987), 829-831.

21. Yu, V.L., Goetz, A., Wagener, M., Smith, P.B., Rihs, J.D., Hanchett, J., Zuravleff, J.J.: *Staphylococus aureus* nasal carriage and infection in patients on hemodialysis. Efficacy of antibiotic prophylaxis. N. Engl. J. Med. 315 (1986), 91-96.

22. Voss, A., Machka, K., Lenz, W., Milatovic, D.: Vorkommen, Häufigkeit und Resistenzverhalten von Methicillin-Oxacillin-resistenten *Staphylococcus-aureus* Stämmen in Deutschland. Dtsch. Med. Wochenschr. 117 (1992), 1907-1912.

23. Voss, A.: Staphylokokken - Eine Keimgattung kehrt zurück. Physis Spezial 60 (1991), 1-6

24. Thompson, R.L., Cabezudo, I., Wenzel, R.P.: Epidemiology of nosocomial infections caused by methicillin-resistant *Staphylococcus aureus*. Ann. Intern. Med. 97 (1982), 309-317.

25. http://www.experto.de/b2c/gesundheit/mrsa-antibiotika-resistenz.html

26. http://de.wikipedia.org/wiki/Multiresistenz

27. http://www.rivm.nl/earss/

28. Matthias Günther: *Gefährliche Keime: Immer mehr Infektionen in Schleswig-Holsteins Kliniken*. abgerufen am 7. Juni 2011: „Nach Schätzungen sind in deutschen Krankenhäusern auftretende Keime zu etwa einem Viertel antibiotikaresistent, in den Niederlanden aber nur zu höchstens drei Prozent." Deutschlandfunk, *Sprechstunde* vom 27. April 2010.

29. Hahn 1999, S. 201;

30. RKI, Ratgeber 2003

31. RKI, Epid Bull 5/05

32. Safdar N *et al.* 2002, Linde H *et al.* 2005, S. 583

33. Ayliffe GAJ, *The progressive intercontinental spread of methicillin-resistant Staphylococcus aureus.* Clin Infect Dis, 1997. 24: p. 74-9

34. Tiemersma EW, B.L. Lyytikäinen O et al, *Methicillin-resistant Staphylococcus aureus in Europe, 1999-2002.* Emerging Infectious Diseases, 2004. 10(9): p.1627-1629.

35. Kresken M., H.D., Schmitz FJ, Wichelhaus Prof. T.A., *PEG-Resistenzstudie 2004.*

36. Division of Healthcare Quality Promotion, *National Nosocomial Infections Surveillance (NNIS) System Report: data summary from January 1992-June 2001, issued August 2001.* Am J Infect Control, 2001. 29: p. 404-421.

37. Höck M., S.S., Eberspächer B., Schuster L., Küchler R. et al, *Bakterielle Erreger von Krankenhausinfektionen mit besonderen Resistenzen und Multiresistenzen. Teil II. Erfassung und Bewertung gem. §23 Abs.1 IfSG in einem regionalen Netzwerk.* Bundesgesundheitsbl, 2004. 47: p. 363-368.

38. *www.nrz-hygiene.de.*

39. Linde H., L.N., *Methicillin- resistenter Staphylococcus aureus*

6. Abbildungsverzeichnis

7. Einverständniserklärung

Ich erkläre mich damit einverstanden, dass die vorliegende Facharbeit zukünftigen Hygienefachkräften zur Ansicht zur Verfügung gestellt werden darf.
Hattersheim, den 01.11.2011

Sehr geehrte Damen und Herren,

hiermit beantrage ich, Oliver Bahn geb. am 12. Februar 1967 in Hattersheim am Main wohnhaft in 65795 Hattersheim, Birsteinstr.10, die Zulassung zur Abschlussprüfung am Landesgesundheitsamt in Stuttgart als Hygienefachkrankenpfleger im November 2011.